Elisabetta Giuliani

POESIA PSICOMAGICA

100 incantesimi e una pagina vuota

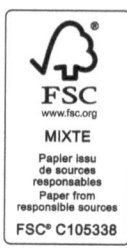

© 2018 **Elisabetta Giuliani - Poesia & Psicomagia**
www.poesiaepsicomagia.online

Edizioni BOD - 12/14 Rond-point des Champs Elysées - 75008 Paris
Stampa BOD - Norderstedt, Allemagne
ISBN: 9782322211173

Nuova Edizione: **Novembre 2020**

*Scegli una persona che ti guardi
come se fosse una magia.*

Frida Kahlo

*Tutta la tua magia si fonda sulla tua parola
e ogni volta che esprimi un'opinione
getti un incantesimo sugli altri.*

Miguel Ruiz

Introduzione

Scrive Alejandro Jodorowsky in *Manuale pratico di psicomagia*: "non bisogna confondere le cose con le parole che le nominano". Allo stesso modo Alfred Korzybski, inventore della semantica non aristotelica, precisa che "la parola cane non morde" e "la mappa non è il territorio".

Le parole non sono la realtà ma un suo specchio intuitivo; non vanno dunque confuse con la Verità, che resta sempre ineffabile, complessa e incredibilmente infinita.

I nomi, le definizioni, sono quindi solo delle guide che ci orientano nel mondo; delle guide approssimative e limitanti, dato che il nostro linguaggio razionale non potrà mai essere la riproduzione esatta della vita. Così, paradossalmente, accade che proprio quelle parole che ci fanno da guida possano talvolta disseminare in noi dubbi, paure e pregiudizi: in un certo senso, sostiene Korzybski, ci facciamo mordere dalla parola "cane" e abitiamo "mappe", non territori.

Se è dunque impossibile cogliere la verità delle cose, cosa ci resta da fare? Ebbene, gli alchimisti medievali erano già sulla buona strada quando definivano la bellezza "lo splendore della Verità".

La maggior parte dei nostri problemi, dei nostri blocchi emotivi, delle nostre stesse malattie deriva infatti da una mancanza di bellezza. Che non è nient'altro che una mancanza di Coscienza. Se non è possibile conoscere la Verità, possiamo almeno imparare a diventare più consapevoli, sviluppando la nostra dimensione spirituale. Questo vuol dire, essenzialmente, introdurre la bellezza nel nostro linguaggio, perché essa si ripercuota sui nostri sentimenti, sulle nostre azioni, sui desideri.

E il modo migliore per farlo è *praticare la poesia*.

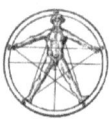

Non una poesia qualunque, ma una poesia magica, o meglio *psicomagica*, capace di guarire, equilibrare e consolare gli inciampi del linguaggio. Una simile scrittura poetica è rituale, riscopre e reinventa per noi il senso del Sacro. La poesia psicomagica lavora con l'inconscio, si avvale di di gestualità surreali, irrazionali e oniriche. Ma, sopra ogni cosa, è un fatto tutto personale, un patto dell'anima, un contratto magico stipulato tra *l'al-di-qua* e *l'al-di-là di noi*: scritta in gran segreto, questa poesia si offre a forze silenziose, invibili e potentissime.

Lo descrive molto bene Jodorowsky nel suo *Manuale pratico di psicomagia*:

"Il consultante scriverà ogni sera, per un anno intero, una breve poesia. Per farlo, prenderà l'abitudine di accendere un bastoncino d'incenso (sempre dello stesso aroma), ascoltare una musica ispiratrice (sempre la stessa), usare lo stesso quaderno e la stessa matita, profumarsi la pianta dei piedi e il palmo delle mani con la stessa essenza.

Nudo, si chiuderà in una stanza senza alcuna compagnia umana né animale, spegnerà la luce, illuminerà la pagina con una candela di cera, e immaginando che sia giunto l'ultimo momento della sua vita, scriverà il suo sentimento più sublime."

Questo tipo di appuntamento rituale e simbolico con se stessi è, in realtà, una pratica antichissima. In Cina, già molto tempo prima che nascesse il buddismo, si usava scrivere una poesia in punto di morte.

Lo attestano molti documenti amministrativi dell'epoca, come quello del V secolo relativo a un condannato a morte che scrisse:

> " Quando il filo nudo s'avvicinerà al mio capo
> sarà come decapitare un vento di primavera."

Segue lo stesso esempio un monaco deceduto nell'anno 568, che poco prima di morire lasciò ai posteri questa sola riga:

> " La luce del lampo non risplende a lungo."

Il piccolo rituale suggerito da Jodorowsky insegna dunque questo: imparando ogni sera a morire poeticamente, rinasciamo il giorno dopo più consapevoli, colmi di nuova bellezza. E la poesia è, senza dubbio, lo strumento più adatto ad un simile viaggio trasformatore; essa ci ricollega a ciò che abbiamo di più primitivo e intatto.

Ed ecco che diventiamo Maghi-Poeti, o *Psicomagi*, creatori di metamorfosi profonde, di connessioni segrete e rivoluzioni alchemiche: la parola poetica rende la finzione più reale del Reale.

Poesia e magia sono i maestri delle nostre più autentiche cerimonie, i compagni delle avventure più sconvolgenti: tutte e due conducono violentemente dentro il loro mondo, inatteso e insospettabile. Ogni volta che accediamo al mondo della poesia, come a quello della magia, l'intelletto si apre un po' di più, e l'anima torna a casa.

Proprio come il Mago, il Poeta obbedisce, infatti, ad uno stesso ostinato desiderio: colmare un'assenza, lasciare che si compia quell'operazione incantatoria in grado di riunire ciò che è stato separato. Piegare le leggi della natura significa accorgersi delle loro sincroniche *corrispondenze*.

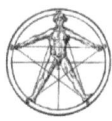

La poesia psicomagica è quindi tante cose insieme: un esercizio creativo, una forma di meditazione e una terapia d'autoguarigione, estremamente efficace perché simbolica, quindi adatta al linguaggio dell'inconscio.

Si tratta di una pratica spirituale a tutti gli effetti, che da sola condensa alcuni dei più importanti insegnamenti filosofici a noi conosciuti:

1. COGLI L'ATTIMO

Tante sono le definizioni che sono state date ai Poeti. Una delle più interessanti – e che si riferisce in particolar mondo a chi scrive *haiku* – è quella di "cacciatore di farfalle". I Poeti avanzano nella vita, con il loro retino, lo sguardo rivolto verso il cielo, pronti a catturare qualcosa di impalpabile, e fragilissimo.

Scrivere poesia affina i quindi nostri sensi, rendendoci capaci di catturare ciò che *palpita* nel presente.

2. ACCORGITI DEL REALE

Fare poesia non è solo collezionare istanti di bellezza, ma imparare ad accorgersi delle cose. La scrittura poetica è un allenamento costante che fa attenzione al reale e "mette insieme", simbolicamente, le rivelazioni che ne derivano.

Osservare, ascoltare, gustare le cose in modo nuovo e come se fosse la prima volta sono solo alcuni esempi degli *effetti magici* di una simile pratica. La Poesia incoraggia a fare attenzione al mondo, a reinterpretarlo creativamente dandogli nuovi significati.

3. METTI A TACERE I PENSIERI

Scrivere poeticamente è un ragionare per immagini. Come l'arte magica, la poesia funziona per *sineddoche*, la parte vale per il tutto. Questa riduzione del mondo a segni e simboli sfugge all'analisi del pensiero, mette a tacere la nostra mente razionale.

Perché la "magia" dei versi si compia, dobbiamo imparare a fare spazio, dentro e attorno. A creare dal Vuoto altri vuoti, dal Silenzio altri silenzi.

4. FAI SCOMPARIRE L'EGO

Chi dice "Io" all'interno dei versi di una poesia? E' il poeta? E' il lettore? Difficile a dirsi. La poesia attenua questi confini dell'identità e sgretola tutte le trappole dell'ego, curandone le ferite.

Ecco perché scrivere, o leggere, poesia provoca sempre una piccola "ascesa" personale, una sensazione di benessere psicofisico che si rinnova con il tempo e la pratica.

5. AMA LA NATURA

Esiste forse una fonte di bellezza, più reale, più concreta, più tangibile della Natura? Per tutti quelli che si avvicinano alla poesia come esercizio magico-spirituale, la dimensione della Natura è fondamentale. Charles Baudelaire lo racconta bene, in *Corrispondenze* :

> "La Natura è un tempio dove incerte parole
> mormorano pilastri che sono vivi,
> una foresta di simboli che l'uomo
> attraversa nel raggio dei loro sguardi familiari.

La Natura, nelle sue molteplici forme e dimensioni – una natura umana, divina, terreste, psichica, materiale, sessuale,... – è l'alpha e l'omega di ogni creazione poetica.

6. ACCETTA L'IMPERMANENZA

Il contatto, l'ascolto della Natura fa crescere in noi una grande qualità che è l'umiltà. Questa permette di accettare l'impermanenza, di affidarsi con fiducia e innocenza – come fanno i bambini – al cambiamento.

Essere umili è una forma d'arte magica, altamente spirituale. Non a caso, la parola umiltà deriva dal latino *humus*, ovvero la "terra fertile". E' quindi quell'elemento che fa di noi il terreno più fecondo per l'arrivo della Bellezza.

Socrate con il suo "so di non sapere" ne dà un esempio chiarissimo: l'umiltà non è solo la prima delle virtù del nostro animo, ma può anche procurarci dei grandi benefici.

Nei Vangeli, Gesù ci dice che il regno del cielo è preso a forza. (Matteo 11:12). L'umiltà è lo strumento ideale per l'esercizio di questa forza, che non si vuole aggressiva, violenta – alcuni direbbero di "energia yang", maschile –, ma piuttosto una forza inclusiva, ricettiva, femminile. Direi una forza poetica.

L'umiltà della poesia è una ricerca continua, un'azione protratta in ogni tempo della Vita: essere *poeticamente* umili è un potenziamento delle nostre capacità umane; da un lato spinge al miglioramento, poiché ci mette costruttivamente in discussione, dall'altro rende autenticamente permeabili alle sorprese della vita.

7. PURIFICA E PURIFICATI
La parola poetica lascia spazio al suono, al ritmo, all'immagine. Il suo è un linguaggio che sottrae e pulisce, che cerca la leggerezza.

Più la parola è leggera, più diventa magica. Come un *mantra* sonoro, la poesia dà accesso al profondo.

8. TROVA L'EQUILIBRIO

Al cuore della pratica poetica c'è un'attenta ricerca dell' equilibrio. Sullo stesso principio si basa anche la scienza magica, come lo ricorda la Tavola di Smeraldo attribuita a Ermete Trismegisto, *il tre volte grande*, mitico iniziatore dei rituali magici mediterranei:

> "ciò che è in alto è come ciò che è in basso,
> e ciò che è in basso e come ciò che è in alto,
> per fare il miracolo della Cosa Unica".

Per il Mago, così come per il Poeta, l'intero Cosmo funziona come il corpo umano: tutte le parti che lo compongono sono legate l'una all'altra, in perfetto equilibrio. Tanto che agire su una singola parte significa provocare effetti su tutto il resto. La parola poetica conosce bene questa sottile acrobazia; la metrica ha le sue esigenze, e così le passioni e i sogni.

Tuttavia, in poesia, questo equilibrio non si può ottenere solo rispettando le regole: ad un certo punto sarà importante infrangerle anche, per trovare la propria voce. Questo è possibile solo grazie ad un lavoro personale e continuo su se stessi, fatto di innovazioni, espedienti e anche di qualche disobbedienza...

Mai lasciata al caso, simbolica e intuitiva, la parola poetica è una scuola, una via spirituale. Un cammino sicuro verso la Bellezza.

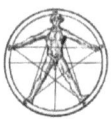

In questo libro si nascondono, tra le nuove, alcune poesie psicomagiche tratte da due mie raccolte, ormai introvabili: *ATLANTIDE, Piaceri Sommersi (2014)* e *KINTSUKUROI, L'Amore riparato (2015)*. Entrambi questi lavori sono stati il frutto di una misteriosa esplorazione personale, di rituali magico-creativi ritrascritti in gran segreto e lasciati per anni in ostaggio delle pagine silenziose.

Riprendo oggi questi pochi versi, rispolverandoli attraverso una consapevolezza nuova, convinta che la loro "magia" saprà costruire con te, Amico Lettore, ponti invisibili ma solidissimi.

Cento poesie psicomagiche che cedono, infine, il passo ad un'ultima pagina vuota, uno spazio "magico" per accogliere, e raccogliere, la poesia che è in te.

Leggendo Pessoa ho, infatti, imparato a riconoscere ciò che i Poeti hanno in comune con i Maghi, e trascinano nell'uguale e incongrua materia dei loro sogni. *Hanno tutti, come me, il futuro nel passato.*

Fuori fase, fuori tempo, fuori norma, i Maghi-Poeti fanno attenzione all'inesistente e, a chi non lo chiede, indicano un cammino non banale verso cose che sono tanto banali quanto la vita stessa. I Maghi-Poeti incantano il mondo e sperano ostinatamente.

Atto magico per eccellenza è, quindi, la trascrizione incessante di quello sciame di parole che ripara le cose. La poesia psicomagica guarisce il passato e lo trasforma in futuro, in un avvenire carico di presagi e promesse. L'incantesimo di certe parole *fa ragionare* i misteri.

Le poesie psicomagiche che seguono raccontano di questi "ragionamenti", a volte sommersi, come quelli tratti dalla raccolta *ATLANTIDE*, a volte chiaramente visibili, come i cocci rotti di *KINTSUKUROI*.

La parola scritta – una parola d'Amore – è l'oro prezioso che ripara le cose, quasi a voler frenare, con la pastosità dell'inchiostro, il tempo, la magia, l'arte dell'incontro. Quasi a voler lasciare la traccia, l'impronta indelebile, che aiuti l'Altro a ritrovarci nel mondo. Non più spezzati e inadatti, ma interi e consapevoli della nostra unicità.

Che questi incatesimi d'amore vi invitino al viaggio interiore, alla scrittura psicomagica che vi cambierà dentro. Per creare un appiglio, uno scoglio, nel Maelström vorticoso dei destini e dei ricordi.

In questo io spero ancora, e ostinatamente. Io che ho, come i Maghi-Poeti, il futuro nel passato.

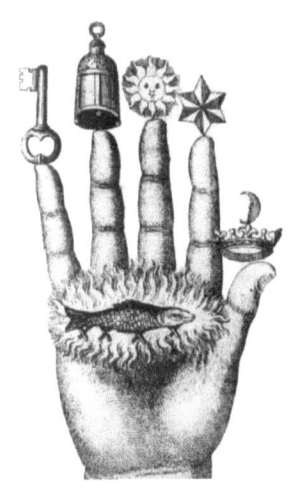

100 INCANTESIMI
e una pagina vuota

Corrono le tue ciglia
non si aprono,
non si chiudono;
come zoccoli di cavallo
le tue ciglia corrono.

Cercano un varco,
vanno incontro al tempo.

Ogni incrocio apre strade
che mi fanno languire il cuore.

Cammino dentro il mondo
come le tue dita
camminano su di me.

Sulle punte dolenti e fedeli.

Verrò a prenderti
dentro l'occhio del ciclope
nella pancia della balena
sopra i calli della strega e
in groppa all'unicorno.

Verrò a trovarti
nelle narici del drago
tra i capelli della fata
sullo sfiatatoio del mostro marino
e in qualunque posto
di questo mondo impossibile
in cui tu non esisti ancora.

Ci perderemo,
ci cercheranno.
Le stelle ci troveranno un giorno.

L'abbraccio nostro
conosce già
l'infinito *in espansione*.

Ho interrotto il viaggio,
ma tu lo continuerai.

Verrai.
Da me.

Anche se ora vado,
ti giuro che
mai scorderò
per quale via
si torna a casa.

Non ti sento
non so più di che cosa sono fatte
le tue parole
e a chi parli oramai
dentro ai tuoi sogni.

Non ti vedo
non so dopo quanti passi
tu torni indietro
e come si chiama poi, per te,
quella cosa
che io non so dire ancora.

Mi troverai
dove fioriscono i giacinti
e le stelle nere d'inchiostro
tracciano la trama del nulla.

Mi troverai
dove la voce non è stanca
e gli spiriti custodiscono ancora
quelle cose che appartengono a noi.

Mi troverai
e non mi riconoscerai,
perché i giacinti non lo vorranno.

E il nulla, e le stelle e gli spiriti nemmeno.

Tu che riempi cuore e pancia
hai lo stesso odore dei giardini
quand'è l'inverno che li abbandona.

− 10 −

Torna da me
quando non serve a niente,
quando non ti aspetto,
quando i forni cuociono il pane
e le rondini,
forse le rondini
fanno nel cielo
disegni neri.

Lascia perdere l'Estate
con i suoi giochi e le sue attrici da cabaret.

Ti hanno preso a tradimento.

Io sono l'Inverno pieno
che spacca le noci
che imbianca i viali
che ti fa tornare a casa.

Esprimimi...
come fossi un desiderio.
Che parole ruberesti al mondo
per ridarle solo a me?

Sono i tuoi desideri
come parole mai pronunciate.
Hanno l'affanno di una magia
che nessun Mago praticherà mai.

Allora esprimimi,
come se fossi il desiderio più grande.

Non raccontarlo nessuno,
se non al vento.

E per tutta quanta la vita,
allaccerò le mie scarpe alle tue.

Che dove andrai,
anch'io andrò
che se cadrai,
anch'io cadrò.

Arriva il giorno che tu
non puoi più ricordare
e quelle cose vissute barbaramente
è come se non fossero mai state.

È la vita che non torna
e le mele senza sapore,
è la luce che s'infiltra
tra le persiane semichiuse
ad illuminare il letto
e le lenzuola montate a neve.

Non sa il soffitto
perché è stato contemplato
per così tante notti.

Non sa il pavimento
perché non appoggia più
i passi rapidi e contenti.

Mio,

con la "m" che mi morde
e la "i" che m'inghiotte
e la "o" che poi m'occulta
tutto ciò che resta attorno.

Da quant'è che aspetti?
E' forse passata tutta una vita?

Così ho trascorso la mia
e, se me lo chiedeste, vi direi
con certezza
che non so cosa sia l'attesa.

Qual è il senso di una casa
che non sia aperta al suo ritorno?

E dove poter condurre i miei passi
se non verso lui soltanto?

Non sanno forse i baci suoi
di quel mare e di quella terra
dove sono cresciuta anch'io?

Il profumo di te
che sei e non esisti
sta con me,
sta dentro i calici dei fiori notturni
sta dentro le arcate
delle cattedrali.

Niente, se non i passi
cadenzati,
niente, se non le braccia
grandi aperte,
niente, se non le labbra
devote
che ci danno il respiro ampio,
il respiro delle stelle nere.

Niente, se non il tuo dorso
lontano
niente, se non l'iride
predatrice
niente, se non la voce
incantatrice
che mi dice le cose segrete,
gli aloni dei secoli.

Nessuno te le dice le cose importanti.

E tu, tutta la vita, non sai
perché c'è sempre quel sole che ingialla
o quella voce che sola rasserena
o quell'altro come te,

un brigante nel mondo,

a cui offrire la borsa e la vita.

Tenevi in una mano la pioggia,
nell'altra il rimpianto.

Di tabacco e ricordi
sapevano gli abbracci,
stringevano i baci
nell'impermeabile blu.

Così, amore mio,
tu tornavi da me
con le cose che aspettavo da sempre.

Tenevo in una mano il sole,
e te l'ho dato
nell'altra nascondevo un sogno
e te l'ho raccontato.

Si fa fatica a respirare soli.
Lo scopro solo adesso.

Il tuo fiato e i tuoi polmoni
erano per me
ciò che vele e vento
sono per i marinai.

Che se ti guardo,
ancora non so
perché è da te che viene
quel rumore.

Come fa il mare
quando si gonfia d'inverni
o le stelle
quando invecchiano nel firmamento
o il cuore disperato
quand'è l'Amore che lo ripara.

Il *locus amoenus*
dove tu mi porti
è una casa senza porte e finestre
è una strada
ch'incomincia e non finisce
è un cuore così colmo di vuoti
che pare pieno.

Senza sosta, poi,
i tuoi occhi hanno cercato i miei
tra tutti gli occhi di questo mondo,
e in quelli veri dei dipinti fiamminghi
e in quelli mitici dei ciclopi scomparsi.

Senza sosta,
sono stati i miei occhi
saccheggiati dai tuoi.

Sul mio sguardo hai posato
le tue valigie.

Paiono occhiaie di nostalgia.

Ti mando l'abbraccio mio
che è bagnato di mare,
nuotaci dentro
e non dar retta all'orizzonte.

Non sono le cose lontane
le nostre cose;
io sono dietro la finestra vicina,
conosco la voce
dei passanti della tua vita
e gioco con l'ombra
che il sole fa di te
sulle linee fresche dell'*opus reticulum*.

Se proprio devi andare
porteresti con te il mio nome?

Non le mani
né gli occhi,
non i sentieri felici,
non le risate
fatte di cuore e di pancia,
non le lacrime versate a tormento
né le cose costruite assieme.
Nemmeno quelle devastate.

Se proprio devi andare
portati dietro solo il mio nome.

E proprio da qui
tu te ne vai.

Per quel viaggio impossibile
che c'è e non esiste.

Questo vento
che fa sbattere le imposte
mi muove dentro

quella cosa

che tengo in bilico
sulla vertigine del mondo.

Sarei con te,

se non fosse per questa tettonica
delle zolle,
per questo moto rettilineo ed uniforme
del tempo,
per questo destino che gli dèi
ci hanno dato.

Sarei con te,

se fossi altro da ciò che sono
se l'infanzia mia fosse fatta di boschi
e non di mare,
se Cristoforo Colombo non si fosse perduto
e Galileo avesse lasciato il Sole peregrino
attorno alla Terra.

Quando parto verso te
non torno mai.

Ma tornano le campagne
gialle di girasoli,
la pietra spaccata
bianca di rughe,
il mare calmo.
Il mare vasto.

Il mare nostro.

Ho saputo del tuo amore
e l'ho saputo troppo tardi.

E' arrivato a me
come arriva, alle volte, nelle città
quell'ultimo stormo d'uccelli
migranti verso sud.

Diretti all'Altrove.

Ha avuto tutto inizio
su quella bocca-caverna
che non parla parole innocenti.

E per quegli occhi liquidi,
due oblò sull'Averno,
tutto ha trovato poi la sua fine.

Tu che hai il corpo da me lontano,
e così le mani,
e così la pelle,
sei adesso come uno spirito
e io ti sono devota.
Anche il mio corpo è da te lontano
non ti sfiora,
non ti respira,
è confinato altrove
lo hanno messo in quarantena
ma di te mi parla sempre,
come uno spirito errante
all'orecchio del medium.

Ho un buco nel cuore,
lo stesso che hanno il mare e l'universo.

Un buco che mangia tutto
e *mai si riempie*
e *mai si chiude*.

Ho costruito una casa
e l'ho costruita per te.
Tutto sta su una sedia.

Sono sempre nel posto dove non c'è nessuno.

Ho le cose che nessuno vuole.

E il cuore tragico,
agitatamente in riposo.

Quel po' di noi
ha due occhi grandi;
conosce i luoghi dei naufragi
e i peccati di tutte le profezie.

Con te
verranno i giorni senza ombra,
quelli facili.

Con te,
la notte verrà di notte
e non di giorno.

Quello che siamo,
noi due
è una porta sul possibile,
una vista sul mare.

Con le parole
che già fanno l'amore
e i corpi fermi,
i corpi nostri,
pazientiamo sereni
sull'uscio dell'Altro.

E' l'estate
nella tua bocca albicocca
e sui fianchi bruniti
come le campagne terrose.

E' l'estate
nelle tue mani che sono coppe
dove ci hanno versato il mare,
dove ci ho lasciato gli occhi.

Mi hai messo sott'acqua
la testa.

Per te solo,
io respiro col cuore.

Con la bocca piena di mare
e gli occhi sporchi di terra
con i nervi del cuore tesi,
così ci siamo trovati.

Con i capelli rampicanti
e le gambe fonde come radici
con le mani vuote, felici,
così ci siamo parlati.

Con i denti duri di mandorla
e la pelle percossa dal vento,
con l'amore sotto le cinture,
così ci siamo, poi, divorati.

Hai la volta celeste sul petto
l'emisfero concavo
che non mi stanco di guardare.
Sulla volta, son le dita come stelle
cadono e tracciano storie
di galassie remote.

Hai la volta celeste sul petto
la sfera sognatrice
che non mi stanco di cantare.
Sulla volta, sono i baci come lune
che girano attorno ai pianeti
che girano attorno ai soli,
che girano attorno a te.

Io sento il mare
e sento te.
Sei una voce che viene
da dentro le cose.

Tutte le cose.

Un odore
di muschio vivente
tu porti,

e mi confonde.

E riparte
con te
il tempo perduto,
la piccola Atlantide
dei piaceri sommersi.

Avevi le mani
come tappeli volanti
sulle terre mie misteriose.

Avevi il volto di tutti i volti
e il cuore come vele
ancorate al nulla.

Tu che sei senza dèi
hai un sorriso da bruciare
e il passo solo
e il viso bello dell'Avventura.

Ricordi chi sono?
Io sono il nodo,
la cosa irrisolta,
la nuvola improbabile
sul cielo di Samarcanda.

Le mie mani, per te,
sono streghe danzanti.

In questo giorno muto e sonnolento,
lontano da tutto,
lontano da te,
io ti offro in dono la grazia delle cose.

Non basterà il viaggio,
né le ore sognanti,
né le braccia grandi aperte...
che questa vita mia
è arrivata e se n'è andata,
e io restavo a guardare.

I luoghi del viaggio non erano la casa,
le ore del sogno non erano reali
e le braccia grandi aperte, *anche quelle,*
non sono mai state le tue.

Non nascondere
i lividi in fondo agli occhi
né gli strappi al cuore.

Una Meraviglia
tu sei,
e non quella delle piccole cose.

Stai arrivando a me
con la pelle bruciata,
con l'amore che inarca la schiena
e spiana la strada alle gambe.

Stai arrivando a me
coi capelli intrecciati ai sogni,
lo sguardo lungo
e i denti affamati.

Su cento caravelle,
stai arrivando.
Ciascuna porta una luna nascosta
e la promessa del viaggio.

Sei un presagio in volo,
un falco sventurato.

Sei acqua trafitta dall'ombra,
che conta mille ombre, più la mia.

Fai il rumore del silenzio, tu.
Fai la lama che scava la piaga adorata.

Avevi la pelle di tamburo,
tesa su tutte le cose.

Avevi gli occhi che mi parevano gole;
mi hanno inghiottita tutta,
mi hanno rubata al giorno.

E nella gola dei tuoi occhi,
è una notta senza sogni,
io danzo per te
le danze del Sud.

Quando cammini verso me,
così lento,
pari sollevare la polvere
di ogni tempo.

Con te voglio giocare infiniti giochi.

Sento te
e sento scuotere gli alberi;
spazzano via dall'aria
quel non so che di vecchio
e d'oscuro.

Se solo avessi foglie,
e non ossa e non carne,
le scuoterei anch'io al vento,
perché cantino per te.

Se solo avessi radici,
e non spirito e non cuore,
le affonderei nella terra nervosa
su cui tu camminerai.

Ho sognato
per te
mille e una notte.

Siamo infiniti
che non sanno finire.

Aprirò già
quest'occhi
per guardare al di là di te.

Non esiste un tempo che,
scorrendo,
ci porti ancora
tra giganteschi girasoli.

E cadono decine di fili d'argento,
che quasi perdiamo i contorni.

Uno squarcio, cielo giallo.
Un invito al viaggio.

E siamo soli al mondo.

Piovevano
le parole.

Erano gocce
di profezia.

Non sei
la buona abitudine,
né la cattiva.

Un rito tu sei,
la mia antica tradizione.

C'è qualcosa di me
che non tu sai.
Non sai che sento te
e sento il mare.

Non sai che il tuo respiro leggero
mi agita dentro
un vento di tempesta.

Come il Destino,
tu mi racconti,
sul palmo della mano.

Sono pigri
i sogni
che non sognano te.

Sei come le cose antiche,
le cose di un altro mondo,
cose che veste l'eterno.

Sei il centauro di marmo bianco,
e la barba riccia di Babilonia,
sei la maschera che promette l'aldilà
e le lingue, e i segni e le figure
che traghettano altrove.

A chi, se non alla notte?
Per chi, se non per te?

Tutte le cose mi ricordano
una vita passata,
i *déja-vu* che sanno
e che non dicono ancora.

Il tuo lato migliore
io l'ho divorato.

Ti scrivo adesso,
che fuori c'è la guerra
e pure dentro,
e i giorni come li conoscevano
stanno appesi a una fotografia.

Mi leggi adesso
che dentro c'è la guerra
e pure fuori,
e il sogno come noi lo sapevano
non ha cassetti dove riposare.

Sei le braccia migliori che ho trovato.

Tu stritoli la carne,
il cuore, le ossa,
e intatta lasci
la fibra dell'anima.

Cosa manca a queste stanze
se non i passi che non abbiam fatto?

Io e te abbiamo l'Amore sotterraneo.

Lasciami l'Amore
meglio di come l'hai sognato.

Sei fatto per tornare,
e io per non restare mai.

Vieni a me con le mani libere,
a mo' di coppa,
pronte ad afferrare.

Il vuoto, io voglio, per le tue mani.

Da più vite
mi sono fatta, per te,
come l'acqua,
come il vino,
come il torrente che separa le rive.

Liquida di solitudini.

Ti scrivo,
e per te scrivono gli spiriti.
Di quale amore sei tu capace?
Di quali crimini?

Ti vorrei, e se ti avessi,
sarebbe la fine di tutte le cose.

Tutte le cose che non sono mai state.

Sono anni che mi preparo
a te che vieni.

A te che stravolgi i miei piani
e di salsedine
cospargi i capelli.

Ci troveremo
insieme
in fondo
alla sera.

La gente è strana
e tu mi sei straniero,
come la neve
tra gli ulivi d'agosto.

Ora che
hai chiuso gli occhi,
e finalmente mi vedi
dopo tutte queste lune
e i mesi che parevano millenni,
dimmi in quale giorno
mi hai vissuto veramente.

Incontrami qui,
dove si incontrano i fantasmi.

E sul pianerottolo, poi
delle nostre cose vissute forse,
sognate forse, arriverà,
ma solo alla fine,
il tempo di noi.

Sei tu la parte di me
che non morirà mai.

Sei tu che porterai
il mio nome
tra le lontane galassie,
e i sette mari,
tra le distorsioni quantiche del tempo,
e gli Arcani maggiori delle zingarelle.

Mi chiedi com'è la Vita senza te.

Non c'è vino a tavola,
e le poesie le scrivo con l'acqua.
S'asciugano al vento in fretta.
Di fretta, asciugano me.

Le mie parole
si son spezzate in sillabe;
si son messe a riposo.
Lì, ad aspettarti.

Brillano gli occhi nostri,
vedo passarci
tutte le età.
Sono navi
dalle vele leggere.

Ti ho scritto
da quel posto
che non ha nome
ma tanti vuoti.

Tu che vuoi passare
e che non mi passerai mai,
come un incantesimo
tu sei,
come una febbre *woodoo*
che riempie gli occhi.

I miei nodi
non vengono al pettine.
I miei nodi
attraversano i mari.

Quegli occhi tuoi
hanno la gravità
dei secoli.

Parlami,
amore mio,
che i sogni miei
già perdono
la memoria di te.

Non temere
i terrori della notte. Verranno.

Non temere
il freddo degli occhi
il silenzio degli abissi
la vecchiaia delle mie parole.

Oggi scivoliamo via
ma, sempre,
torneremo a noi.

In punta di piedi,
negli angoli degli occhi,
barattiamo con il tempo
la caduta delle cose.

Tu che sapevi
della complessità mia
e di tutte le cose,
come me
non trovi pace
in queste linee dritte
in queste curve molli;
come me
chiudi due occhi
di giorno
e *tre* ne spalanchi
la notte.

Prestami gli occhi, e la tua bocca.

Voglio capire
il tuo mondo
a cosa assomiglia.

Lègami,
lègami sempre più forte.

Fino a quando farà male.

Fino a che crederemo alla magia.

Verrò a te
con l'ascendente
in Scorpione.

Canterò
tutta la notte
le vite nostre
e quell'altra ancora
che non vivemmo mai.

I miei polpastrelli hanno un potere.

Sanno loro accarezzare i ricordi
e non la pelle.

Tre passi tu fai
verso me:
uno *passato*
uno *presente*
uno *futuro*.

Noi ci incontriamo
al di là della labbra.

La tua ombra mi viene in sogno.
Cosa cerchi da me, *spettro solitario*?

Quali segreti indicibili
 vuoi sussurrare solo al mio orecchio?

Nel tuo occhio dorato
ci sono tutte le mie vite, tutte le mie vie.

Nota sull'autore

Elisabetta Giuliani è scrittrice, poetessa e life coach digitale.
Nata a Bari, Elisabetta vive e lavora a Parigi, dove crea il blog "Poesia e Psicomagia" e organizza corsi di formazione per lo sviluppo personale e il risveglio spirituale.

Pubblica libri di poesie e racconti, scrive per il cinema e il teatro.

Dello stesso autore :

GIULIANI E. (2019), OUROBOROS, Confessioni di Fiamma Gemella, BD Edizioni, Parigi.
GIULIANI E. (2018), NOSTOS, Archetipi Narratori, BD Edizioni, Parigi.
GIULIANI E., (2017), "R-ENTRE. Ricordi chi sono?, Performance poetico-teatrale, FUIS e LIVRE PARIS, Parigi.
GIULIANI E. (2016), "IMMERSIONE", Performance teatrale, SIAP, Parigi.
LA PLUME DE PARIS (2015), Atlantide, Piaceri Sommersi, BD Edizioni, Parigi.
LA PLUME DE PARIS (2014), Kintsukuroi, L'Amore riparato, BD Edizioni, Parigi.
LA PLUME DE PARIS (2014), Di sole e di ombra, LOPcom, Bologna.
LA PLUME DE PARIS (2014), Io vengo a prenderti, Vitale Edizioni, Roma.
GIULIANI E. (2013), "La Neve", in Women@work, Vene Vorticose, Bertoni Editore, Perugia.

© *Poesia & Psicomagia*, 2020
www.poesiaepsicomagia.online